# Haut- und Fellprobleme bei Katzen

# mit Homöopathie,

# weiteren natürlichen Heilmitteln

# und der richtigen Ernährung

# selbst behandeln

AF221091

Kirsten Schulitz

# Haut- und Fellprobleme bei Katzen

# mit Homöopathie,

# weiteren natürlichen Heilmitteln

# und der richtigen Ernährung

# selbst behandeln

Kirsten Schulitz

© 2018

Herstellung und Verlag:
BoD – Books on Demand, Norderstedt

ISBN 9783752820065

Dieses Buch ersetzt selbstverständlich nicht den Gang zum Tierarzt, Tierheilpraktiker oder Katzenhomöopathen.

Die Informationen und Ratschläge in diesem Buch sind mit aller Sorgfalt zusammengestellt und mehrfach überprüft worden. Dennoch kann eine Garantie nicht übernommen werden. Eine Haftung der Autorin für Schäden irgendeiner Art, die sich direkt oder indirekt aus dem Gebrauch der hier vorgestellten Anwendungen ergeben, ist ausgeschlossen. Bitte nehmen Sie bei ernsthaften Beschwerden Ihrer Katze professionelle Diagnose und Therapie durch einen Tierarzt, Tierheilpraktiker oder Katzenhomöopathen in Anspruch.

Die Wirksamkeit der Naturheilkunde, so auch der Homöopathie, ist bisher wissenschaftlich nicht nachgewiesen oder umstritten.

# INHALTSVERZEICHNIS

# VORWORT

Eine gesunde Katze hat festes, volles und glänzendes Fell.

Ist dies nicht der Fall, kann es gut sein, daß etwas nicht stimmt.

Denn auch die Haut ist ein Entgiftungsorgan. Und so zeigen sich über Fell und Haut der Katze oft Symptombilder, wenn der Körper nicht im Gleichgewicht ist. Über die Haut versucht die Katze praktisch, das Ungesunde, das für sie nicht Gute, das Giftige, wieder los zu werden.

Und dies kann sich dann äußern in Schuppen, Ekzemen, Juckreiz, Haarausfall, Akne, etc.

Nicht selten ist einzig die falsche Ernährung die Ursache. Daher ist es bei Haut- und Fellauffälligkeiten der Katze so gut wie immer essentiell, zuerst einmal die Ernährung umzustellen, das Futter zu wechseln, die Katze von nun an wirklich gesund und natürlich zu ernähren.

Doch es gibt noch weitere mögliche Ursachen, die

ich ebenfalls in diesem Buch schildere.

Zusätzlich zu einer Ernährungsumstellung hat insbesondere die Homöopathie sehr gute Möglichkeiten, den Körper der Katze zu entgiften, die Katze gesamt zu stärken und ins Gleichgewicht zu bringen, die Symptome auszuheilen.

# URSACHEN

Was macht Fell und Haut unserer Katzen krank?

Wenn wir uns erinnern, daß die Haut ein Entgiftungsorgan ist, läßt sich schnell schlußfolgern, daß alles, was den Körper belastet, sich in Haut- und Fellbeschwerden äußern kann.

Dies ist zum einen eine ungesunde Katzenernährung bzw. Katzenfutter, das unnatürliche, ungesunde und krank machende Stoffe enthält. Und dies ist leider sehr oft der Fall beim herkömmlichen und durchschnittlichen Futter.

So manches aber auch, was als herkömmliche Empfehlung gilt, auch Mittel vom Tierarzt, kann eine starke Belastung für den Körper sein, der dann über die Haut nun versucht, diese fremden Mittel wieder los zu werden. Hierzu zählen Impfungen, Wurmkuren, Flohmittel und natürlich Medikamente. Denn all dies hat immer zwei Seiten, also auch seine Schattenseiten.

Und dann wären da noch Stoffe und Mittel von außen, die unsere Katzen belasten, die für unsere Katzen giftig sind, wie aggressive Reiniger, ätherische Öle, Tabakrauch, auffällige Duftstoffe und sonstige für die Katze ungesunde Stoffe, mit der sie in Berührung kommt, die sie einatmet, etc.

Zu erwähnen als Ursache aber sind auch Organschäden. Wenn insbesondere Nieren oder Leber nicht mehr perfekt funktionieren, wenn die Katze Zucker bzw. Diabetes hat, dann kann auch dies sich in Hautauffälligkeiten äußern.

Nun gilt es zu überprüfen, was als mögliche Ursache für Ihren kleinen Tiger in frage kommt. Natürlich können es auch mehrere Bereiche sein. Denn was immer belastet oder belastet hat, sollte in Zukunft, soweit möglich, vermieden werden, damit die Ursache nicht mehr vorhanden ist.

# Ernährung

Farbstoffe, Konservierungsstoffe, Getreide wie insbesondere Weizen, Zucker und versteckte Zucker, künstliche Vitamine und chemische Bestandteile, all dies ist nicht im Sinne einer gesunden Katzenernährung.

Und jetzt lesen Sie sich bitte einmal ganz genau die Zutatenliste und die Zusatzstoffe des Katzenfutters durch, das Ihre Katze aktuell bekommt. Was davon ist natürlich? Dies ist i.d.R. gut. Was davon aber ist nicht natürlich? Und was davon kennen Sie gar nicht bzw. verstehen Sie nicht?

Geben Sie Trockenfutter? Wenn ja, dann ist dies immer das erste, was man rigoros nicht mehr geben sollte. Dies nicht nur dann, wenn die Katze Hautauffälligkeiten zeigt, sondern grundsätzlich.

Denn Trockenfutter ist die unnatürlichste und somit ungesündeste Ernährung für unsere Katzen für sich. Wenn Sie sich die natürliche Ernährung, die lebende Maus, einmal vor Augen führen, dies nun mit Trockenfutter vergleichen, wie nah kommt dieses getrocknete Futter der Maus? Null komma null.

Wenn Sie Ihrer Katze von nun an kein Trockenfutter mehr geben, dafür am besten hochwertiges Feuchtfutter ohne ungesunde Zutaten, werden Sie schnell merken, daß es Ihrer Katze alleine hierdurch bald besser geht, die Schuppen zurück gehen, ihr Fell glänzt wieder, etc.

Sollten Sie in einer Situation sein, warum auch immer, daß Sie keine andere Möglichkeit haben, als Ihrer Katze dennoch Trockenfutter zu geben, dann wählen Sie bitte zumindest ein Futter, das kein Getreide, insbesondere keinen Weizen enthält, keinen Zucker oder versteckte Zucker, keine Farb- oder Konservierungsstoffe, nichts Chemisches. Dennoch aber betone ich auch hier, daß Trockenfutter die ungesündeste Ernährung bleibt.

Denn was immer das Ursprüngliche einmal war, durch Trocknung, Erhitzung und Dehydrierung verliert es sämtliche Vitamine, Mineralien und Nährstoffe, die ursprünglich einmal vorhanden waren. Gibt der Hersteller diese dennoch an, wurden sie künstlich zugefügt und sind i.d.R. auch künstlich.

Das Trockenfutter weg zu lassen, ist schon einmal der erste richtige Schritt. Nun gilt es, der Katze hochwertiges Feuchtfutter zu geben, das keine ungesunden Zutaten enthält. Ungesund für unsere Katzen und somit schlecht für Haut und Fell sind Zucker und versteckte Zucker wie Saccharide und

Glucose, Weizen, Gluten, Farbstoffe, Konservierungsstoffe, chemische Bestandteile. All dies sollten Sie rigoros meiden.

Wählen Sie dafür hochwertiges Feuchtfutter, das am besten auch keine Nebenerzeugnisse enthält, denn auch hier weiß man nie genau, was dies wirklich im Detail war bzw. ist.

Lesen Sie sich daher bitte immer ganz genau die Zutatenliste und die Zusatzstoffe durch.

Perfekt für Ihre Katze ist, wenn Sie barfen. Dies ist die komplette Rohernährung und der Versuch, die natürliche Ernährung, die lebende Maus, so gut wie möglich zu ersetzen. Hier gibt man der Katze alles, was die lebende Maus enthält, in den Verhältnissen, wie die Maus sie aufweist: Fleisch, Eierschale statt Knochen, Innereien, ein wenig Urgetreide, etwas Obst und Gemüse, Kräuter, vielleicht ab und zu Joghurt, etc.

Mögen Sie nicht barfen, rate ich zu einem Kompromiß: Sie geben Ihrem kleinen Tiger hochwertiges Feuchtfutter und ab und zu rohes Fleisch oder Fisch. Rohes Fleisch und Fisch am besten zuerst einmal über Nacht einfrieren, damit vorsichtshalber alle Viren, Bakterien und Würmer, die ggf. doch enthalten sind, vernichtet werden.

Und wenn Sie dann noch den Biobereich bevorzugen, tun Sie Ihrer Katze natürlich noch einmal etwas Gutes.

# Schulmedizin

Impfungen, Wurmkuren, Flohmittel, Medikamente – all dies sind Mittel, die den Körper unserer Katze belasten. Gerade ein Zuviel an diesen Mitteln bzw. über einen längeren Zeitraum gegeben, kann u.a. auch zu Hautbeschwerden führen.

Manchmal aber äußert sich eine Reaktion auch sehr schnell und deutlich auf der Haut und nicht erst nach einer Weile der Überbelastung mit Mitteln, so wie z.B. das Spot-on-Flohmittel, wenn direkt auf der Auftragsstelle das Fell ausfällt und die Haut dort eine Rötung aufweist. Hier ist dann offenkundig, daß es Körper und Haut ziemlich beansprucht hat.

All diese obigen schulmedizinischen Maßnahmen haben immer ihre zwei Seiten. Die eine Seite ist natürlich die, warum sie gegeben wurden. Sie sollen natürlich helfen. Doch gleichfalls sind es immer Fremdstoffe, die in den Körper der Katze kommen; und es sind keine natürlichen Fremdstoffe.

Daher sollte man sich bei all dem gut überlegen, ob ein obiges Mittel wirklich sein muß, ob der mögliche Schaden nicht ggf. doch den Nutzen überwiegt.

Impfungen haben immer auch ihre Schattenseiten. Keine Impfung schützt zu 100%, jede Impfung aber belastet den Körper; Impfreaktionen sind möglich. Auch kommt es immer wieder vor, daß eine Impfung insbesondere gegen Katzenschnupfen genau diesen auslöst.

Wurmkuren sind die pure Chemie. Nicht selten werden auch Wurmkuren einfach so regelmäßig gegeben, ob die Katze nun Würmer hat oder nicht. Bei Verdacht auf Würmer am besten dem Tierarzt eine Kotprobe zur Überprüfung mitbringen. Bandwürmer, bei erwachsenen Katzen am häufigsten vorkommend, kann man auf natürliche Weise prima mit Thymian austreiben. Getrockneter Thymian (bio bevorzugen) wird der Katze einfach eine Weile lang unters Futter gemischt.

Flöhe sind natürlich wirklich sehr unliebsame Hausgäste. Hier aber kann man vor der Chemie zuerst der Katze Bierhefeflocken ins Futter geben, die Katze mit Kokosöl (bio) einreiben oder mit Fenchelblättern; und auf die Lieblingsliegeplätze des kleinen Tigers kann man eine Knoblauchzehe legen. Sehr hilfreich ist ferner, die Katze täglich mit einem Flohkamm zu kämmen und so die kleinen Biester direkt zu entfernen. All dies hat sich gegen Flöhe bewährt.

Auch Medikamente haben natürlich ihre

Schattenseiten. Sie belasten immer den Körper, auch die Organe, so möglicherweise auch die Haut. Natürlich muß eine kranke Katze behandelt werden. Aber vielleicht wenden Sie sich hier einfach einmal an einen fachkundigen Tierheilpraktiker oder Katzenhomöopathen, der auf natürliche Weise und ohne Nebenwirkungen Ihrer Katze hilft und Möglichkeiten kennt, die dem schulmedizinischen Tierarzt nicht bekannt sind.

# Giftige Stoffe

Es gibt so einiges, was für unsere Katzen nicht gut ist, wir in unserem Alltag oft aber gar nicht so einschätzen.

Daher sollten Sie in Ihrem Zuhause und draußen alles einmal durchdenken, was Ihre Katze belasten könnte.

Tabakrauch ist für uns nicht gut, und so ein kleiner Körper der Katze wird natürlich noch weitaus mehr belastet. Daher bitte nicht drinnen rauchen, wo Ihre Katze sich auch aufhält.

Ätherische Öle mögen uns Menschen entspannen, für unsere Katzen aber sind sie Gift.

Aggressive Reiniger kann man gut ersetzen mit einfachen, natürlichen Reinigungsmitteln, oder zumindest die natürlichere Variante aus dem Handel bevorzugen.

Laminat, das künstlich ist, Kleber von Tapeten, nicht umweltfreundliche Raumfarben, etc. - all dies sind Dinge, die unsere Katze belasten können.

Erwähnen möchte ich hier auch Schimmel. Dieser ist weder für uns Menschen noch für unsere kleinen Tiger gesund. Er muß entfernt werden.

Auch weitere auffällige Duftstoffe, die nicht natürlichen Ursprungs sind, sollten Sie meiden, wenn Ihre Katze ein Haut- und Fellproblem hat.

Nicht zuletzt kann Plastik ausdünsten. Daher sollten Futter- und Trinknapf der Katze nicht aus Plastik sein. Am besten ist Keramik oder auch Glas.

Draußen im Garten, eventuell auch beim Nachbarn, können giftige Pflanzenmittel wie Pestizide nicht nur die Haut unserer Katze belasten, sie können gar zu einer kompletten Vergiftung führen.

# Organbeschwerden

Wenn Organe der Katze leider nicht mehr perfekt arbeiten, kann sich auch dies in Haut- und Fellauffälligkeiten äußern.

Insbesondere Niereninsuffizienz und Leberschäden sind hier zu erwähnen, aber auch Diabetes.

Besteht so ein Verdacht, Sie sind sich aber nicht sicher, lassen Sie bitte bei Ihrem Tierarzt ein großes Blutbild machen.

Wird ein Organproblem bestätigt, muß dies natürlich behandelt werden. Auch hier möchte ich erwähnen, daß die Naturheilkunde, insbesondere die Homöopathie, sehr gute Alternativen zur schulmedizinischen Behandlung bietet. Die Organe können bei einer fachkundigen naturheilkundlichen Behandlung sehr gut unterstützt werden, und dies ohne Nebenwirkungen und ohne Körperbelastung, also ohne herkömmliche Medikamente. Daher auch hier mein Rat, daß Sie sich ggf. an einen fachkundigen Tierheilpraktiker bzw. Katzenhomöopathen wenden, sollte Ihre Katze ein Nieren- oder Leberproblem haben bzw. an Diabetes leiden.

Wird das kranke Organ nun gezielt unterstützt bzw. wird das Organ bestenfalls wieder gesund, sollten i.d.R. auch automatisch die hier als Folge aufgetretenen Haut- und Fellbeschwerden zurück gehen. Denn die Ursache wird nun ja behandelt bzw. behoben.

# NATÜRLICHE HEILMITTEL

Die Natur bietet uns so einiges, damit unsere Katzen wieder ein schönes Fell und eine gesunde Haut bekommen. Dies ohne weitere Körperbelastung und ohne Nebenwirkungen.

Gerade die Homöopathie hat auch hier sehr gute Möglichkeiten. Doch es gibt noch so einiges Weiteres, was wir unseren Katzen an Natürlichem geben und bieten können, damit ihr Fell wieder seidig glänzt.

# Homöopathie

Die Homöopathie ist eine sanfte Naturheilkunde, die dem Körper die Impulse gibt, sich selbst wieder zu heilen, die eigenen Selbstheilungskräfte wieder anzuregen, das Immunsystem eigens zu stärken.

Doch die Homöopathie kann nur dann helfen, wenn zum einen die auslösende Ursache nicht mehr vorhanden ist, und zum anderen, wenn das bzw. die homöopathischen Mittel gegeben werden, die tatsächlich angezeigt sind. Daher ist es essentiell, das wirklich richtige Mittel zu wählen.

Homöopathische Mittel bekommt man in der Apotheke.

Vorzuziehen sind Globuli (kleine Streukügelchen auf Streuzuckerbasis), denn diese können dem Kätzchen direkt sanft seitlich ins Mäulchen eingestrichen werden. Alternativ kann man die Globuli in z.B. ein wenig Kondensmilch auflösen, was die Katze dann aufschleckt. Denn wichtig ist, daß die Globuli mit der Mundschleimhaut in Kontakt kommen.

Alternativ können auch Tabletten gewählt werden,

die auf Milchzuckerbasis sind. Diese können einfach zu Pulver zermalmt und dann z.B. in etwas Kondensmilch der Katze angeboten werden.

Eine Gabe entspricht immer ca. 5 Globuli bzw. einer Tablette.

Homöopathische Mittel werden in Potenzen angeboten. Dies ist eine spezielle Form der Verdünnung, hier Potenzierung.

Bitte wählen Sie am besten die Potenzen, die ich in diesem Buch erwähne. Denn zum einen haben sie sich bei unseren Katzen bewährt, zum anderen sollte man dennoch auch Respekt vor der Homöopathie haben.

Ich empfehle hier ausschließlich niedrigere Potenzen bis zur D 30. Denn höhere Potenzen sollten ausschließlich dem fachkundigen Homöopathen vorbehalten sein.

In der Homöopathie ist eine Erstreaktion, oder auch Erstverschlimmerung möglich. Dies aber ist immer ein gutes Zeichen, denn es beweist, daß der Körper reagiert, arbeitet, daß das richtige Mittel der Wahl gegeben wurde. Dies kann vorkommen, muß aber nicht. Bei den nicht hohen Potenzen in diesem Buch ist jedoch eine Erstreaktion eher selten bzw. fast gar auszuschließen.

Grundsätzlich ist eine mögliche Erstverschlimmerung aber immer nur kurzfristig und wird recht bald von selber wieder zurück gehen. I.d.R. ist immer nur ein Symptom zur Zeit betroffen, wobei es auch sein kann, daß Symptome von früher kurz wieder zurück kommen. Geht es der Katze insgesamt aber schlechter und zeigt sie mehrere Symptome, handelt es sich meistens nicht um eine Erstverschlimmerung, sondern dies ist unabhängig von der Homöopathie. Hier muß ein anderes Mittel gewählt werden bzw. natürlich ggf. den Tierarzt, Tierheilpraktiker bzw. Katzenhomöopathen aufsuchen.

Niedrige Potenzen, mit denen ich in diesem Buch arbeite, wie die D6, die D 12 und die D30, sollten täglich gegeben werden, bis der Heilungsprozeß einsetzt. Manchmal aber reicht auch bei diesen niedrigen Potenzen nur eine einzige Gabe. Hilft ein homöopathisches Mittel aber gar nicht, sollte es nicht länger als 3 Tage lang am Stück gegeben werden.

Auf jeden Fall bitte das Kätzchen bzw. seine entsprechenden Beschwerden gut beobachten. Wenn das richtige Mittel gegeben wird, wird bereits nach der ersten Gabe eine Besserung eintreten. Man wiederholt nur dann die Gabe, wenn es nicht von selber weiter besser wird. Daher bitte nicht einfach so weitere Gaben verabreichen, sondern nur dann die Gabe wiederholen, wenn das Mittel zum einen hilft, zum anderen aber bisherige Gaben noch nicht ausreichen.

**Sulfur**

Sulfur ist Schwefel.

Sulfur gilt als ein großes homöopathisches Mittel, denn es kann großartige Wirkungen erzielen.

Es ist das homöopathische Mittel, das entgiften kann und gesamt den Körper reinigt. Und so ist es das erste Hauptmittel bei Hautbeschwerden.

Sulfur ist also zur allgemeinen Entgiftung angezeigt und bei allgemeinen Hautbeschwerden. Es hilft ferner bei Schuppen und gegen Flöhe. Auch Juckreiz kann Sulfur lindern.

**Thuja**

Thuja ist der Lebensbaum.

Es ist das erste Mittel der Wahl bei einer Impfreaktion.

Aber gerade auch bei Pilzbefall ist Thuja das Hauptmittel.

Weiche Wucherungen ohne speziellen weiteren Befund können ebenso positiv auf Thuja reagieren.

## Silicea

Silicea ist die Kieselsäure.

Es ist ein Mittel bei einem kalten Abszeß, und als Schüßler-Salz gilt es für sich als Salz der Haare und der Haut.

So hat sich Silicea bewährt bei Akne und ähnlichen auffälligen Pusteln auf der Haut.

Und Silicea kann kleine Fremdkörper austreiben.

# Hepar sulfuris

Hepar sulfuris ist Kalkschwefelleber.

Wenn Eiter im Vordergrund steht, ist Hepar sulfuris i.d.R. das erste Mittel der Wahl.

Ein Abszeß, mit Eiter gefüllt, der sich warm anfühlt, wenn dort die Katze auffällig berührungsempfindlich ist, spricht sehr gut an auf Hepar sulfuris.

# Myristica sebifera

Myristica ist als Ursubstanz Myristicaceae, ein Muskatnußgewächs.

Dieses Mittel hat eine antiseptische Kraft.

Wenn Hepar sulfuris und Silicea einen Abszeß nicht öffnen, ist Myristica das Mittel der Wahl, denn es wirkt stärker als die beiden anderen homöopathischen Mittel.

Myristica gilt als homöopathisches Skalpell.

# Kolloidales Silber

Kolloidales Silber besteht aus Silberfeinstpartikeln.

Es hilft unterstützend gegen Bakterien und Viren und gilt als desinfizierend.

Man erhält es in der Sprühflasche oder als direktes Fläschchen. Bewährt hat sich die Dosierung von 25 ppm.

Man kann es der Katze direkt oral geben, ins Futter untermischen oder in ein wenig Kondensmilch anbieten. Bei allgemeinen Hautbeschwerden ist eine Gabe aufs Futter bzw. in Kondensmilch o.ä. sinnvoll. Je nach Stärke der Beschwerden erhält die Katze ca. einen halben Teelöffel bzw. etwas mehr oder weniger am Tag.

Bei einzelnen auffälligen Hautstellen ist es am besten, der Katze täglich ein- bis zweimal das kol. Silber direkt auf die betroffenen Stellen zu sprühen.

Kolloidales Silber hat sich bewährt bei Entzündungen, Wunden, Herpes und Warzen, und ist das beste natürliche Mittel für sich bei Pilzbefall.

# Moringa

Moringa gilt auch als Wunderbaum. Zum einen kann man alles von ihm essen. Zum anderen, und hierum geht es, enthält er eine stark erhöhte Vitamin- und Mineralstoffdichte.

Daher ist Moringa hervorragend geeignet, um allgemein das Immunsystem der Katze zu stärken. Und ein starkes Immunsystem führt natürlich auch zu einer gesunden Haut und schönem Fell. Gerade auch bei Allergien ist Moringa eine gute zusätzliche, natürliche Unterstützung.

Wählen Sie bitte Moringa olifeira, und achten Sie auf einen guten und seriösen Hersteller, am besten aus dem Biobereich.

Am einfachsten ist es, das reine Pulver zu wählen. Es gibt auch Produkte für Tiere, die meinen Erfahrungen nach aber nicht wirklich erforderlich sind, denn der Inhalt ist der gleiche, und das Pulver läßt sich am einfachsten unters Futter mischen.

Geben Sie Ihrer Katze einmal am Tag ca. eine Messerspitze des Pulvers unters Futter.

# Kokosöl

Kokosöl, am besten bio wählen, hat sich bewährt gegen unliebsame Parasiten, insbesondere Flöhe, aber auch gegen Zecken.

Denn es vertreibt die Flöhe, tötet gleichzeitig deren Eier.

Man reibt die Katze insbesondere an den „Flohstellen" mit Kokosöl ein, das man vorher zwischen den Händen verteilt hat, wodurch es sich erwärmt und so geschmeidiger wird.

Dies hilft bei leichtem Flohbefall.

Allerdings wird sich die Katze hiernach stark putzen, denn es liegt natürlich in ihrer Natur, den „Fremdstoff" auf ihrem Fell wieder zu entfernen. Dies macht so gesehen nichts, denn auch innerlich ist Kokosöl prima für die Katze.

Allerdings darf man das Einreiben mit Kokosöl nicht zu oft wiederholen, eben weil sich die Katze hier dann so sehr putzt. Also am besten nur ein- oder zweimal anwenden in Folge.

# Bierhefe

Bierhefeflocken oder -pulver, was man im Reformhaus bekommt, haben zum einen sehr viele B-Vitamine, sind daher für Katzen mit einem Leberproblem sehr hilfreich.

Zum anderen kann Bierhefe vorbeugend gegen Flöhe und Zecken helfen.

Und Bierhefe für sich ist prima für gesunde Haut und glänzendes Fell.

Man gibt der Katze täglich ein wenig Bierhefeflocken untergemischt unter ihr Feuchtfutter, ca. einen halben Teelöffel.

Aber, Bierhefe kann auch zur Verstopfung führen. Eine Katze, die für sich unter Verstopfung leidet, sollte daher keine Bierhefeflocken bekommen. Und wenn die Katze durch die Bierhefe nun zur Verstopfung neigt, bitte die Menge wieder reduzieren bzw. die Bierhefe wieder weglassen.

# Joghurt

Ein gesunder Darm ist bei unseren Katzen genauso wie bei uns Menschen eine wichtige Basis für Gesundheit.

Joghurt, der viele gute Bakterien enthält, ist daher prima zur natürlichen Darmsanierung für unsere Katzen geeignet.

Bitte nur Joghurt pur wählen und auch hier wieder den Biobereich vorziehen.

Man gibt der Katze einfach täglich für eine Weile etwas Joghurt, ca. einen Teelöffel.

Die meisten Katzen lieben Joghurt, so daß diese Gabe pur oft gar kein Problem darstellt.

# BESCHWERDEN

Auffälligkeiten, Beschwerden, Symptome, Krankheiten – es gibt natürlich mehrere Anzeichen und Probleme, die sich auf der Haut und im Fell zeigen.

Zu unterscheiden sind hier grundsätzliche und allgemeine Beschwerden, wie z.B. Schuppen, Juckreiz und Akne, die i.d.R. eine allgemeine Ursache haben, wie z.b. die Ernährung, und akute und direkte Symptome, die einen direkten Auslöser haben, wie z.b. ein Abszeß.

Hier erwähne ich die häufigsten Krankheiten und die Möglichkeiten, sanft mit der Natur bzw. der Naturheilkunde zu unterstützen, sowie auf homöopathische Weise als auch mit weiteren natürlichen Mitteln.

# Abszeß

Ein Abszeß entsteht i.d.R. durch einen Biß, z.B. von einer anderen Katze. Gut möglich ist aber auch, daß die Katze sich vielleicht einen größeren Kratzer zugezogen hat, die Wunde sich gleich danach geschlossen hat.

Es entsteht dann eine Schwellung, eine Beule, die mit Eiter gefüllt ist.

Durchaus kann es sein, daß mit der Zeit der Abszeß sich von selber öffnet, der Eiter somit abfließt, entsprechend keine Unterstützung erforderlich ist.

Ansonsten aber kann man hier sehr gut mit der Homöopathie helfen.

Ein Abszeß, der sich eher kühl anfühlt, spricht sehr gut auf **Silicea** an. Man wählt die Potenz **D12** und gibt der Katze zuerst eine vorerst einmalige Gabe, die meistens schon ausreicht, damit der Abszeß sich öffnet.

Ist die Katze an der Abszeß-Stelle jedoch auffällig berührungsempfindlich und fühlt die Schwellung sich eher warm an, dann ist fast immer **Hepar sulfuris** das Mittel der Wahl. Auch hier hat sich die Potenz **D12** bewährt; und auch hier reicht fast immer eine einzige Gabe aus.

Helfen weder Silicea noch Hepar sulfuris, sollte das homöopathische Mittel **Myristica sebifera** in der Potenz **D6** als Einmalgabe den Abszeß zum Reifen und Aufgehen bringen.

Ein Abszeß muß immer „reifen". Er verändert sich also, er arbeitet. Er „reift" so lange, bis er aufgeht und dann so der Eiter abfließt. Dies ist immer das Ziel.

Ist der Abszeß aufgegangen und fließt der Eiter ab, braucht man i.d.R. nichts mehr tun. Man kann dann aber einmal kurz **kolloidales Silber** auf die Stelle sprühen, wenn man mag.

Diese Mittel helfen so gut wie immer, wenn es sich um einen normalen Abszeß handelt, so daß ein Tierarztbesuch, wo der Tierarzt den Abszeß aufschneiden würde, nicht erforderlich ist.

# Akne

Akne sind kleine Hautpunkte, oder besser Knötchen.

Hier sollte auf jeden Fall die **Ernährung** umgestellt werden, denn i.d.R. ist dies die Hauptursache bei Akne.

Zusätzlich kann die Katze **Bierhefeflocken** in ihrem Futter erhalten.

Homöopathisch hat sich **Silicea** in der Potenz **D 12** bewährt, das gleichzeitig das Schüßler-Salz Nr. 11 ist, das man der Katze einmal am Tag gibt, bis sie diese Hautauffälligkeiten nicht mehr aufweist.

Und wenn die Katze es zuläßt, kann man ihr zusätzlich **kolloidales Silber** täglich auf die betroffenen Stellen sprühen; ist die Akne aber z.b. im Gesicht, ist hier eher davon abzuraten, denn die wenigsten Katzen mögen dies natürlich.

# Allergien

Eine Allergie kann sich in diversen Hautbeschwerden äußern und ist für sich nicht so einfach festzustellen. Selbst ein entsprechender Test beim Tierarzt kann zwar unterstützend ein wenig Aufschluß geben, muß aber nicht immer wirklich komplett aufschlußreich sein. Denn es gibt einfach zu viele Stoffe, gegen die auch eine Katze theoretisch allergisch sein kann.

Grundsätzlich, wenn die Möglichkeit einer Allergie im Raume steht, sollte alles vermieden werden, was unnatürlich oder gar giftig ist, was die Haut der Katze reizen könnte, etc. So sollte man keine aggressiven Reiniger verwenden, keine auffälligen Duftstoffe, drinnen immer gut lüften, etc.

Ist die Katze aber gegen natürliche Dinge allergisch, spricht dies u.a. für ein zu schwaches Immunsystem oder für ein gestörtes Immunsystem.

So ist auch hier auf eine **gesunde Katzenernährung** zu achten.

Zusätzlich kann die Katze täglich ein wenig **Moringa** erhalten.

Auch kann es nicht schaden, den Darm der Katze täglich mit etwas **Joghurt** zu sanieren.

Auf jeden Fall aber ist es natürlich hilfreich zu erkennen, gegen was genau die Katze allergisch ist. Denn dies sollte so gut wie möglich vermieden werden. Daher ist es wichtig, daß der Mensch sehr aufmerksam ist und überlegt, was als Allergieauslöser in Frage kommen könnte.

Nicht selten kann das Futter bzw. Bestandteile im Katzenfutter die Allergie ausgelöst haben. Daher sollten zuerst ungesunde Zutaten vermieden werden, wie Zucker, Getreide bzw. insbesondere Weizen, Farb- und Konservierungsstoffe. Und Trockenfutter sollte gerade hier sofort verbannt werden.

Bleibt die Allergie dennoch, so ist es auch möglich, daß die Katze gegen einzelne Bestandteile im Futter allergisch ist. Dies kann z.B. sein Fisch, Huhn, Reis, Pute, etc., also eigentlich gesunde und natürliche Zutaten.

Hier hilft nur, der Katze täglich nur ein Futter zu geben und auszutesten, was sie gut verträgt und bei welchem Futter die Allergie doch wieder zu Tage tritt. Was sie nicht verträgt, sollte natürlich vermieden werden. Reagiert die Katze z.B. immer allergisch, wenn sie Thunfisch bekommt, sollte sie diesen rigoros nicht mehr erhalten. Entsprechend wichtig ist es daher, immer ganz genau die einzelnen Zutaten im Katzenfutter durchzulesen.

Bei einer Allergie ist es also essentiell, den eigentlichen Auslöser herauszufinden. Dies mag nicht immer so einfach sein, bleibt aber die wichtigste Maßnahme, damit diese Ursache verbannt wird, die Katze also nicht mehr damit in Berührung kommt bzw. sie nicht mehr mit dem Futter aufnimmt.

Homöopathisch kann zusätzlich einmal am Tag **Sulfur in der Potenz D 30** helfen. Manchmal reicht schon eine einzige Gabe. Ansonsten so lange geben, bis keine Allergieanzeichen mehr vorhanden sind; dann nicht weiter geben. Maximal aber 5 Gaben am Stück. Hilft Sulfur und tritt die Allergie eine Zeit später evtl. noch einmal auf, dann erneut Sulfur in D 30 wie hier beschrieben verabreichen.

# Ekzem

Ein Ekzem ist eine Entzündung der Haut und oft lokal, also eine eingegrenzte Stelle.

Wie so oft, gibt es auch hier diverse mögliche Ursachen, die zuerst einmal wieder abgeklärt und natürlich behoben werden sollten. Parasiten, Pilzbefall, Magen-Darm-Beschwerden, ungesunde Ernährung, aber auch Diabetes können zu einem Ekzem führen.

Zuerst aber einmal kann es auf jeden Fall nicht schaden, auch hier die Ernährung zu überprüfen und zu verbessern, das Futter zu wechseln.

Auf die betroffenen Stellen sollte man **kolloidales Silber** täglich sprühen.

Und homöopathisch hat sich **Sulfur D30** bewährt, eine Gabe am Tag, bis das Ekzem verschwindet. Maximal 5 Gaben Sulfur sollten aber reichen, wenn nicht sogar eine einzige schon ausreichend ist. Dies ist individuell.

# Eosinophiles Granulom

Dieses Granulom ist eine auffällige Veränderung der Haut; die oberen Hautzellen sind hier zerstört.

Oft äußert es sich in kleinen, lokalen Schwellungen bzw. offenen Hautstellen.

Die entsprechende Diagnose stellt der Tierarzt.

Diese offenen Hautstellen findet man häufig um den Bereich des Mäulchens herum.

Auf jeden Fall muß es natürlich auch hier eine Ursache geben. Nicht selten ist es entweder auch hier die Ernährung, ober aber äußerliche Dinge und Stoffe, mit denen die Katze in Berührung kommt, die sie nicht verträgt, auf die die Haut entsprechend reagiert.

Es gilt hier daher ein wenig zu erforschen, was die Haut der Katze reizen könnte: Futternapf aus Plastik, ätherische Öle, aggressive Reiniger, auffällige Duftstoffe, Gifte draußen, Farbreste, vielleicht auch das aktuelle Katzenstreu, etc.

Sie sollten überlegen, was evtl. neu ist, seitdem die Katze diese Hautauffälligkeiten aufweist. Was auch immer hier in Frage kommt, dies eine Weile lang weglassen und sehen, ob es der Katze wieder besser geht.

Ansonsten muß alles, was auch nur annähernd in Frage kommen könnte, einmal entfernt werden.

Denn gibt es so eine direkte Ursache, und das ist hier sehr wahrscheinlich, muß sie natürlich aus dem Weg geräumt werden.

Entsprechend sollte auch hier testweise einmal das Futter gewechselt, die Katze auf eine gesunde und natürliche Ernährung umgestellt werden.

Homöopathisch gibt man zuerst eine vorerst einmalige Gabe **Sulfur in der Potenz D30.**

Hilft dies nicht ausreichend, erhält die Katze anschließend, frühestens aber 2 Tage nach der Gabe von Sulfur, das homöopathische Mittel **Silicea D 12 (Schüßler-Salz Nr. 11),** eine Gabe am Tag, bis die Haut wieder komplett gesund aussieht. Hilft auch Silicea aber nicht, sollte es nicht länger als 7 Tage am Stück gegeben werden.

# Haarausfall

Ist die Katze im Fellwechsel, was oft der Fall ist, wenn es draußen wärmer wird und der Sommer kommt, dann haart sie oft für sich mehr, was somit etwas ganz Normales ist.

Ansonsten aber, wenn die Katze vermehrt Haare verliert, ohne obigen Grund, sollte man auch hier zuerst einmal auf eine gesunde Katzenernährung achten und das Futter wechseln.

Zusätzlich unterstützend kann das Kätzchen täglich ein wenig **Bierhefeflocken** ins Futter bekommen.

Homöopathisch unterstützt man die Katze auch hier mit **Sulfur in der Potenz D 30,** eine Gabe am Tag, bis sie nicht mehr so haart, maximal aber 5 Gaben.

# Impfreaktion

Ich möchte hier nur auf diejenigen Impfreaktionen eingehen, die sich bei der Katze im Hautbild zeigen, denn hierum geht es ja in diesem Buch.

Wurde die Katze geimpft und zeigt sie relativ direkt danach Hautauffälligkeiten, in welcher Hinsicht auch immer, dann ist das homöopathische Mittel Thuja angezeigt.

Man gibt der Katze einmal am Tag jeweils eine Gabe **Thuja in der Potenz D 30.** Es ist gut möglich, daß eine einzelne Gabe bereits ausreicht. Ansonsten Thuja maximal 5 Tage lang geben. Sobald es besser wird, vorerst keine weitere Gabe Thuja.

Thuja ist oft das erste Mittel der Wahl bei einer Impfreaktion. Es ist sowohl angezeigt bei allgemeinen Impfschäden mit Hautreaktionen, als auch bei einer Reaktion direkt an der Impfstelle, wie z.B. dort eine kahle Stelle oder auch eine allgemeine Verdickung.

# Juckreiz

Leidet die Katze unter auffälligem Juckreiz, sollte zuerst die mögliche Ursache ausgemacht werden, soweit möglich.

Hat sie vielleicht Parasiten wie Flöhe? Dann müssen natürlich die Flöhe „angegangen" werden.

Oder ist auch hier das Futter die Ursache? Auf jeden Fall kann es auch bei diesem Thema nicht schaden, erst einmal das Futter zu wechseln.

Lösen vielleicht aber auch äußerliche Stoffe den Juckreiz aus? So z.B. ätherische Öle, aggressive Reiniger, Schimmel, giftige Farben, etc.? Dann muß dies natürlich verbannt werden.

Aber auch trockene Heizungsluft im Winter kann zum Juckreiz bei der Katze führen. Hier hilft, täglich einmal gut durchzulüften und ein paar Schalen mit Wasser aufzustellen, um die Luftfeuchtigkeit zu erhöhen.

Die Homöopathie kann auch hier mit **Sulfur in der Potenz D 30,** eine Gabe am Tag für maximal 5 Tage, den Juckreiz oft sehr gut lindern bzw. ausheilen, wenn die Ursache nicht mehr vorhanden ist.

# Parasiten

Hautparasiten wie **Flöhe, Milben und Zecken** gehören bei Freigängern leider oft dazu, können aber natürlich schon „Plagegeister" sein.

Bewährt hat sich auch hier das homöopathische Mittel **Sulfur.** Man gibt der Katze **Sulfur in der Potenz D 30, 5 Tage lang,** wenn sie von Flöhen, Milben oder Zecken stark befallen ist.

Bei Flöhen und Zecken hilft ferner, die Katze mit **Bio-Kokosöl** einzureiben. Man verteilt hier das Kokosöl zwischen den Händen, so daß es sich dadurch erwärmt und man einfach die Katze mit dem Öl einreiben kann. Dies sollte man nicht zu oft wiederholen, denn zu einen schleckt sich manche Katze sofort alles wieder ab, zum anderen wird der kleine Tiger manchmal schnell „genervt", wenn man etwas in sein Fell „schmiert", das da nicht hingehört. So zwei Behandlungen die Woche sollte man daher nicht wirklich überschreiten.

Alternativ kann man die Katze bei Flöhen und Zecken mit der Innenseite einer halbierten **Knoblauchzehe** einreiben. Hier schleckt sich die Katze i.d.R. nicht so gründlich danach, wie beim Kokosöl.

Immer wieder liest man, Knoblauch sei Gift für Katzen. Doch dies ist ein weit verbreiteter Irrtum bzw. nur ein Teil der Wahrheit. Es ist hier die Menge, die entscheidet, ob es hilfreich ist, wie hier beim Einreiben mit einer kleinen Menge, oder ob die Katze täglich viele Knoblauchzehen pur erhält, was dann durchaus giftig für die Katze sein kann.

Sehr hilfreich bei Flohbefall der Katze ist auch, wenn die Katze täglich mit einem Flohkamm aus dem Fachhandel gekämmt wird und man so die Flöhe für sich manuell von ihr entfernt.

Milben im Fell geht man genau so an wie Flöhe und Zecken. **Ohrmilben** bekämpft man dagegen mit **kolloidalem Silber,** das man der Katze täglich ein- bis zweimal in die Ohren träufelt. Danach wird das Ohr sanft massiert, so daß sich das kolloidale Silber gut verteilt. Hier am besten eine Ampulle mit Pipette verwenden, kein Spray. Denn die wenigsten Katzen mögen es, wenn man etwas in ihr Ohr sprüht. Ein Einträufeln der Flüssigkeit aber ist i.d.R. problemloser.

# Pilz

Die Diagnose Pilz kann der Tierarzt nur mit einer Biopsie genau feststellen, die leider oft eine Zeit lang dauert, i.d.R. mehrere Tage, manchmal Wochen.

Hautpilz äußert sich in auffälligen Hautstellen, die unterschiedlich aussehen können. Dazu kommt, daß man die Haare um die betroffenen Stellen ganz einfach und problemlos ausziehen kann, sie also nicht fest sitzen. Dies ist die einfachste Methode, zumindest gute Rückschlüsse auf einen möglichen Pilzbefall ziehen zu können.

Ein wahres „Zaubermittel" gegen Pilz ist **kolloidales Silber.** Man sprüht der Katze mehrmals täglich, mindestens 2mal am Tag, direkt das kolloidale Silber auf die betroffenen Hautstellen.

Zusätzlich erhält das Kätzchen täglich ein klein wenig kolloidales Silber unter ihr Futter gemischt.

Das homöopathische Mittel **Thuja in der Potenz D 30** gibt man der Katze bei Pilzbefall zusätzlich einmal am Tag, bis kein Pilz mehr erkennbar ist, vorerst aber maximal 5 Tage lang am Stück.

# Schuppen

Hat die Katze Schuppen, sollte zuerst die **Ernährung** umgestellt werden. Kein Trockenfutter mehr, dafür hochwertiges Feuchtfutter ohne ungesunde Zutaten.

Dies reicht fast immer schon aus.

Ansonsten kann man der Katze zusätzlich täglich ein wenig **Bierhefeflocken** unters Futter mischen.

Bleiben dennoch die Schuppen, erhält sie eine vorerst **einmalige Gabe** des homöopathischen Mittels **Sulfur in der Potenz D 30.**

# Warzen

Auch unsere Katzen können durchaus Warzen bekommen.

Nicht selten gehört dies zur Konstitution der Katze selber; sie mag also für sich zu Warzen neigen.

Bewährt gegen Warzen hat sich **kolloidales Silber.** Dieses erhält das Kätzchen sowohl oral, also ins Futter, in Kondensmilch oder direkt ins Mäulchen, als auch lokal aufgetragen auf die Warzen.

Das homöopathische Hauptmittel bei Warzen ist Thuja. Die Katze erhält einmalig am Tag eine Gabe **Thuja in der Potenz D 30,** drei bis fünf Tage lang.

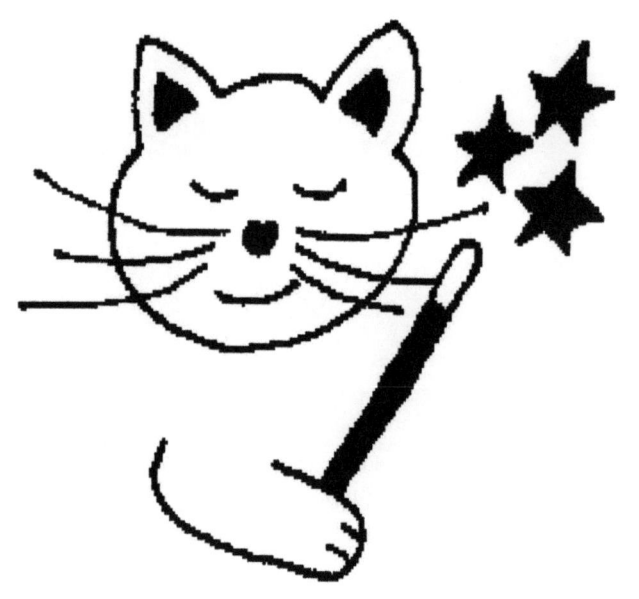

# NACHWORT

Ich hoffe sehr, daß ich auch mit diesem Buch vielen Katzen gut helfen kann.

Bitte aber bedenken Sie dennoch immer, daß kein Buch eine wirklich fachkundige, individuelle und ganzheitliche Katzenberatung ersetzen kann.

Daher wenden Sie sich bitte an einen guten und versierten Tierheilpraktiker bzw. Katzenhomöopathen, sollte es Ihrem kleinen Tiger dennoch nicht besser gehen.

# Weitere Katzenbücher

## von Kirsten Schulitz

**Das Katzengesundheitsbuch**
Krankheiten vermeiden
und das Immunsystem stärken
mit einer gesunden Katzenernährung
ohne körperliche und seelische Belastungen
ISBN 978-3738627459

**Symptomatische Homöopathie für Katzen**
Homöopathische Hausapotheke
ISBN 978-3848221943

**Ganzheitliche Katzenfibel**
Alternativer Ratgeber
für ein glückliches und gesundes Katzenleben
ISBN 978-3837092882

**Niereninsuffizienz bei Katzen**
gezielt mit Homöopathie
und der richtigen Ernährung
selbst behandeln
ISBN 978-3744887991


**Zahnfleischentzündung bei Katzen**
mit Homöopathie und mehr Naturheilkunde selbst
behandeln
ISBN 978-3752813562


**Hilfe, meine Katze leckt sich kahl!**
Ursachen und Behandlungsmöglichkeiten, wenn die
Katze sich ihr Fell ausleckt;
mit Bachblüten und Homöopathie
ISBN 978-3741255892


**Samtpfötchen genannt**
Katzengedichte
(gebundene Ausgabe mit Farbfotos)
ISBN 978-3743139947

# Kirsten Schulitz im Internet:

**www.Katzensprechstunde.de**
Ganzheitliche Katzenberatung weltweit
Katzenhomöopathie und -psychologie


**www.naturgesunde-Katze.de**
Gesunde Katzen durch Homöopathie und eine
natürliche Basis


**www.Katzenportal.net**
Ganzheitliches Katzenportal


**www.Teneriffakatzen.net**
Katzenblog: Mein Leben mit Katzen auf Teneriffa


**www.KirstenSchulitz.net**
Kirsten Schulitz: Autorin, Katzenhomöopathin und
-psychologin

**Facebook:**
www.facebook.com/kirsten.schulitz
www.facebook.com/Katzenportal/
Facebook-Gruppe: naturgesunde Katze


**YouTube:**
**Kirsten Schulitz**

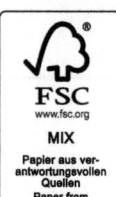